(Le texte est in - 8°.)

CLINIQUE CHIRURGICALE,

EXERCÉE PARTICULIÈREMENT

DANS LES CAMPS ET LES HOPITAUX MILITAIRES, DEPUIS 1792 JUSQU'EN 1836,

Par le baron D J. LARREY.

Atlas du tome cinquième.

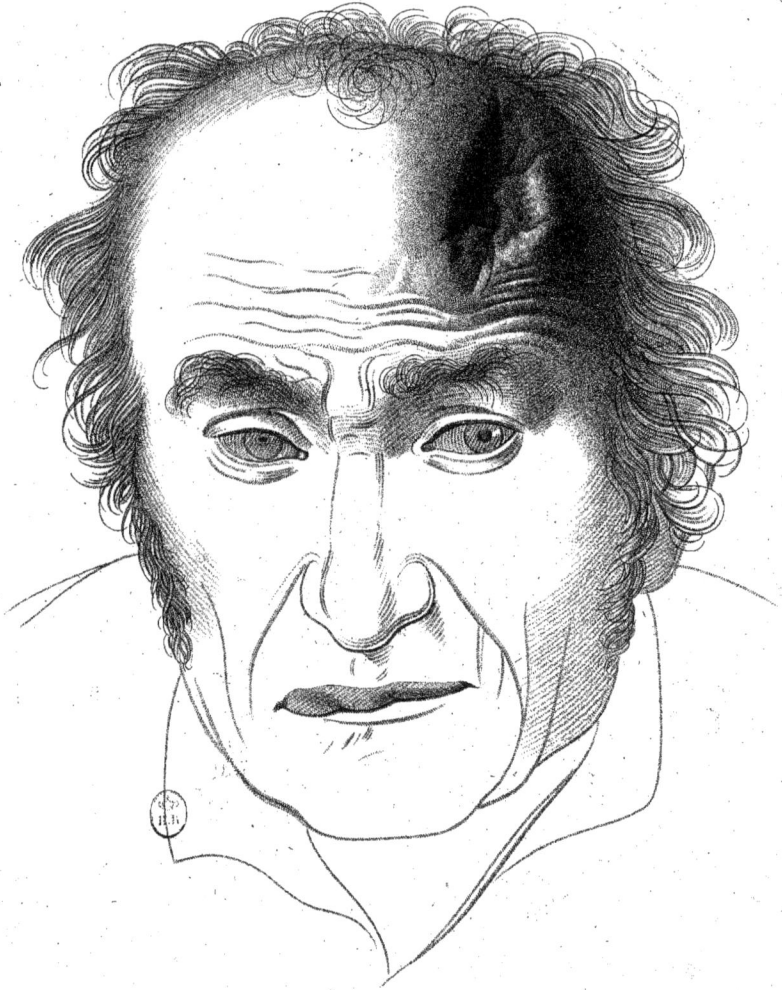

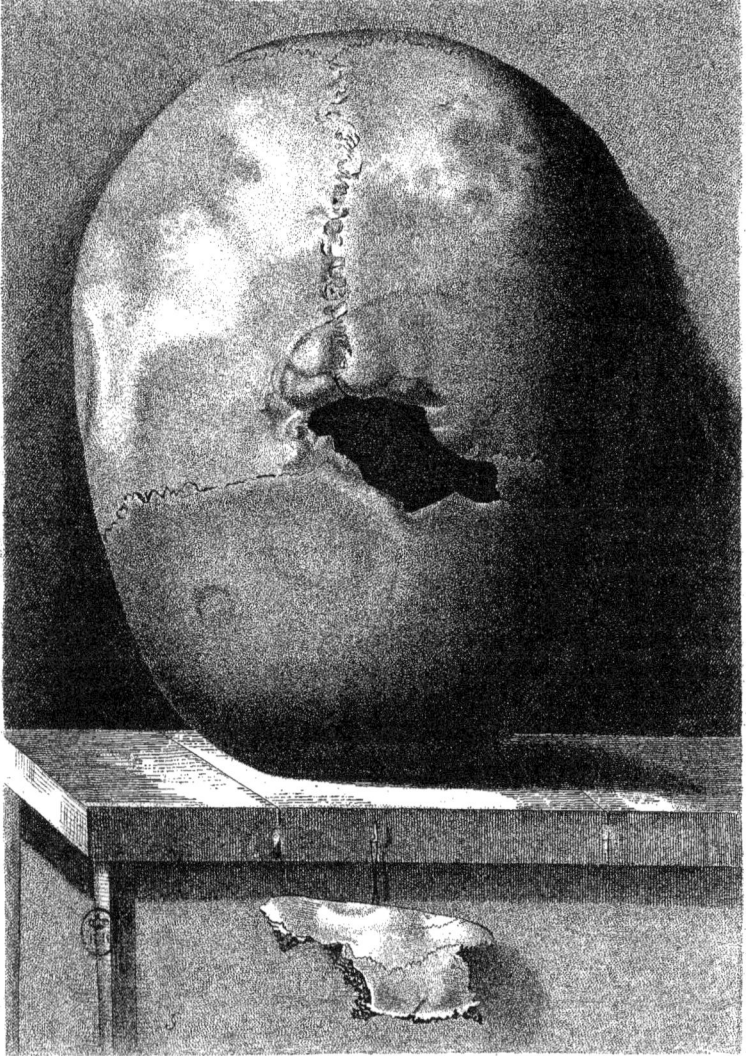

Pl. III.

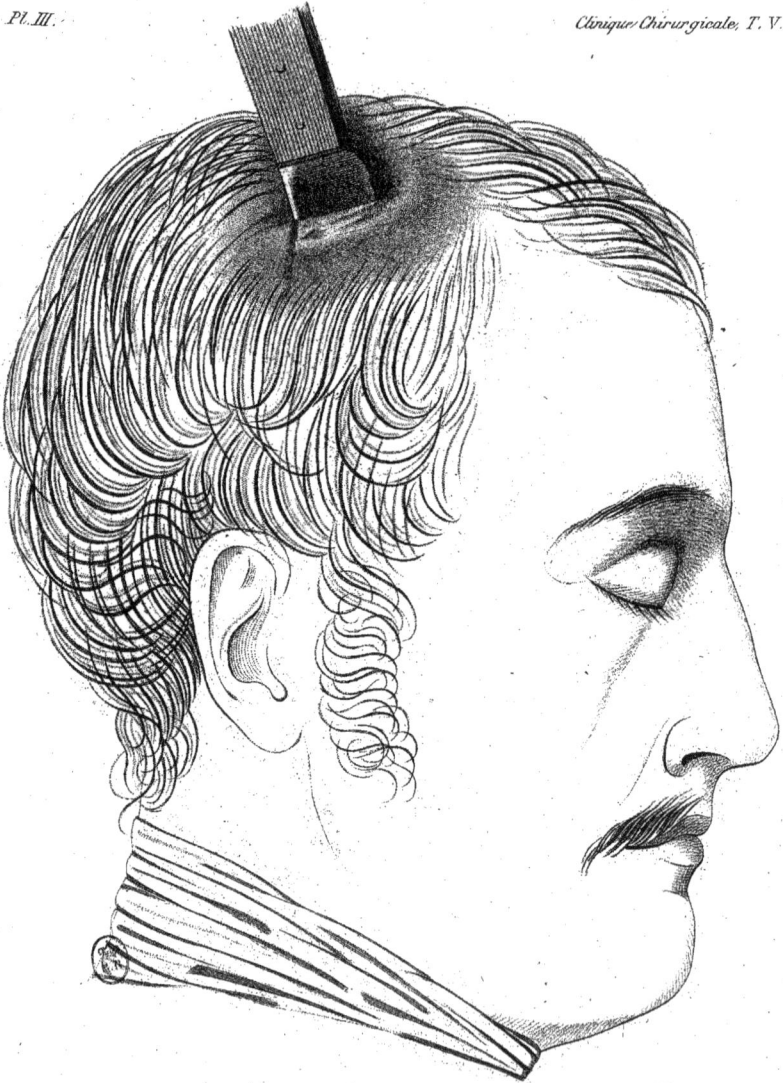

Pl. 6.me

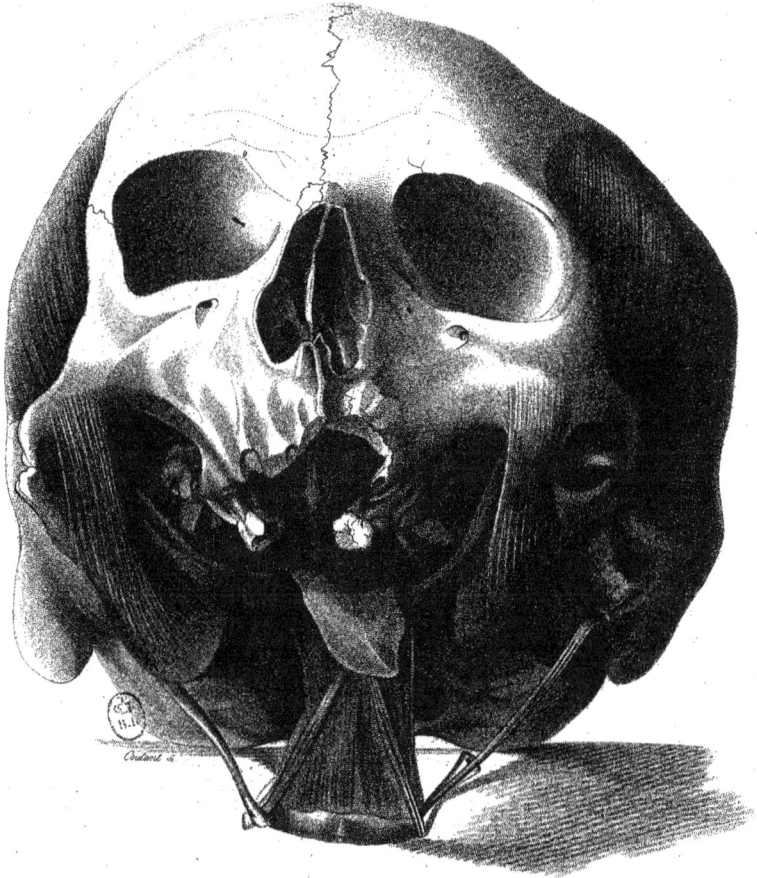

Coutant sc.

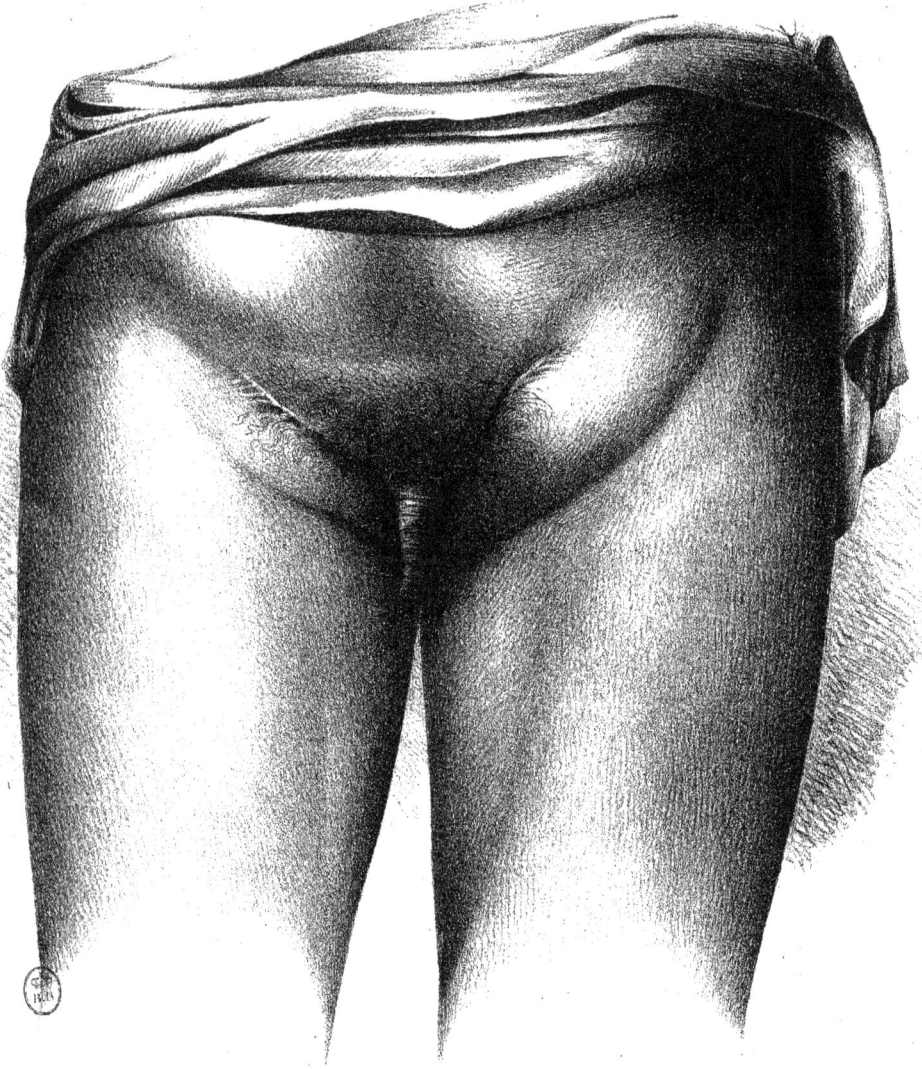

Dessiné d'après nature par Aug. Jouvaut.   Lith. de Renard.

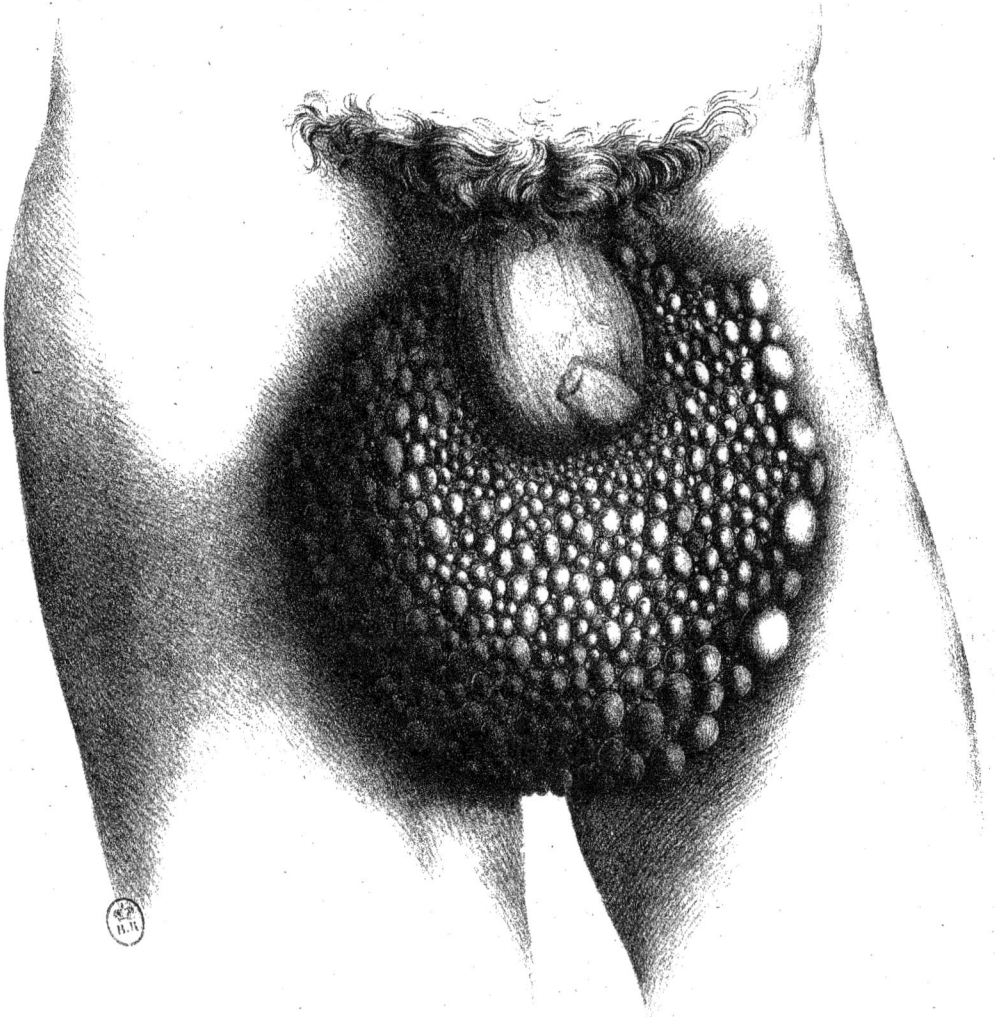

Dessiné d'après nature par Aug. Soumud. Imp. par Bénard.

fig. I.

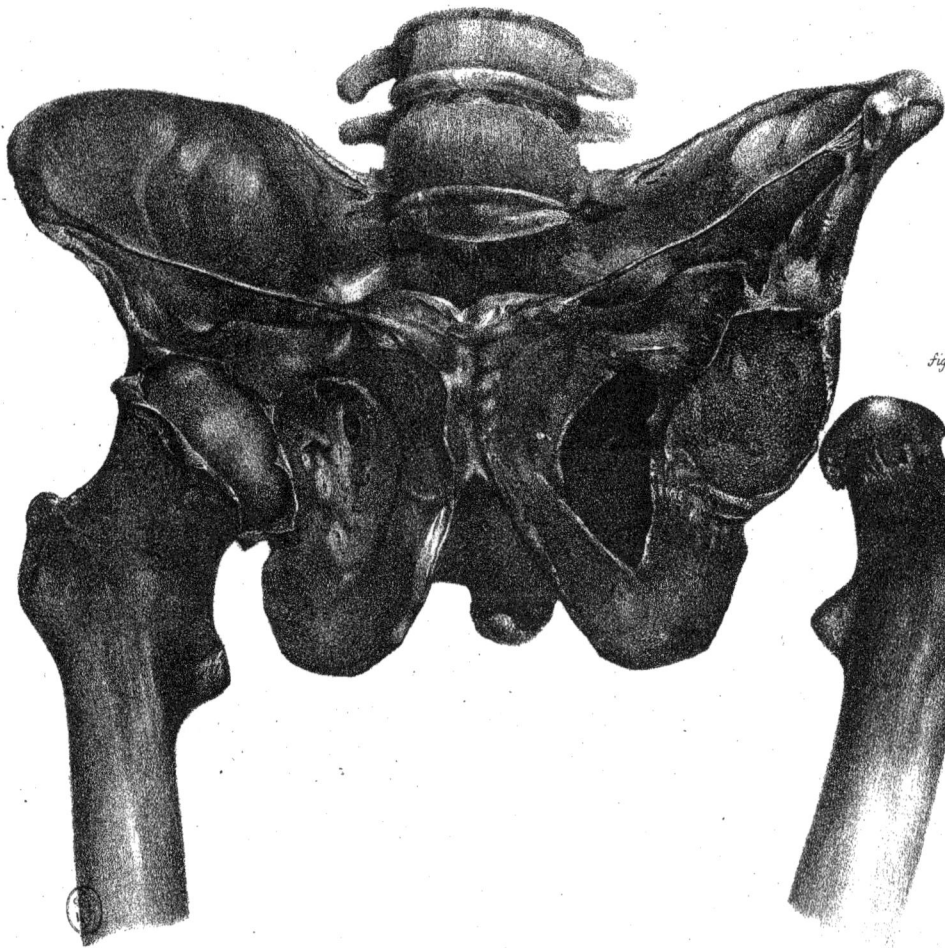

fig. II.

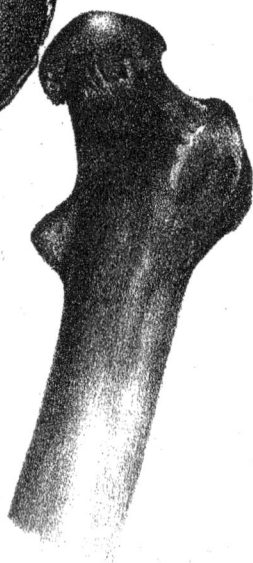

Dessiné d'après nature par Bag.ᵗᵉ Foucard.   *Lith. de Renard.*

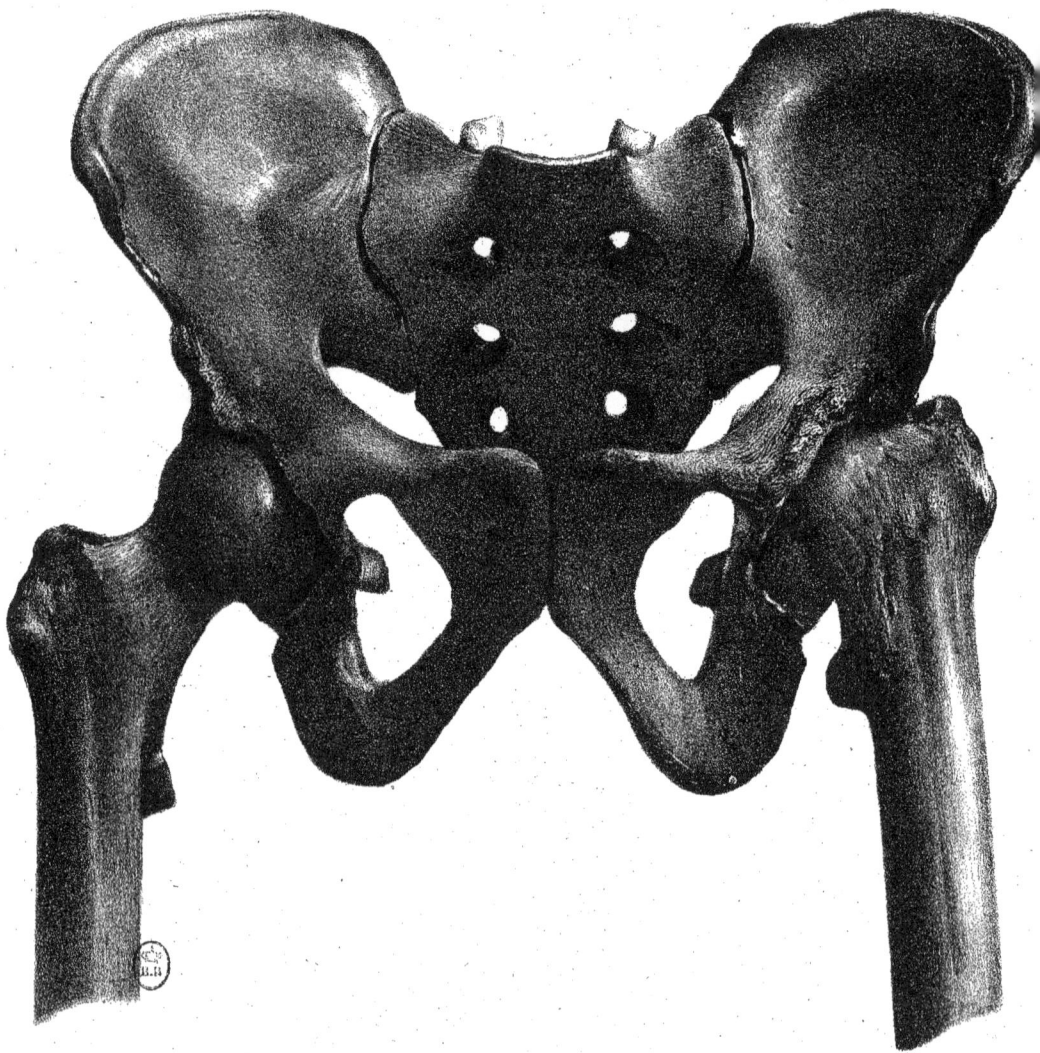

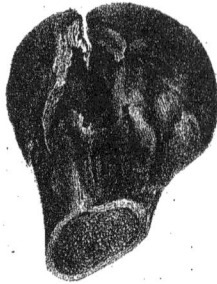

fig. II.

fig. I.

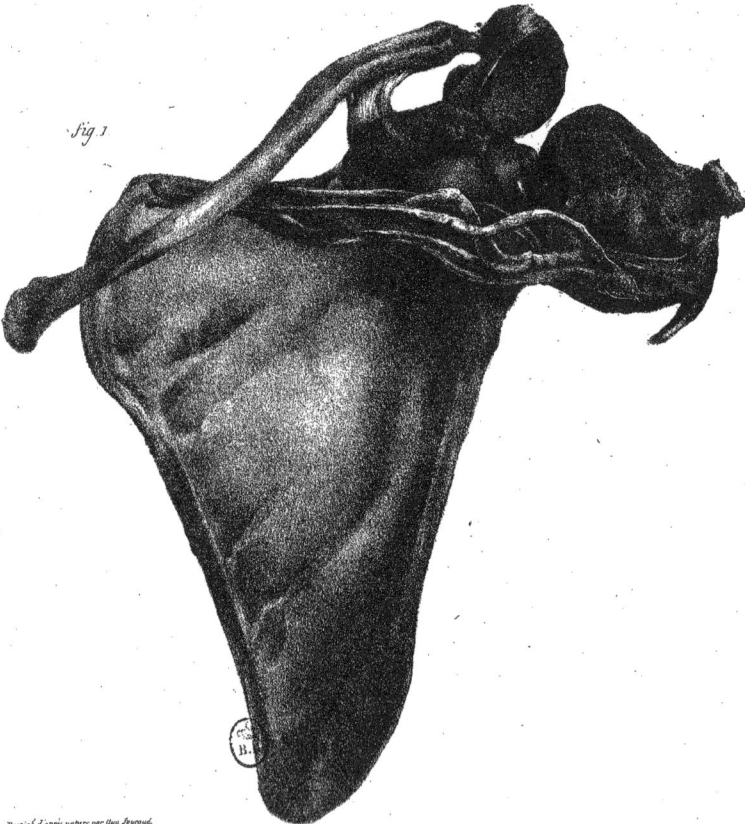

fig I.

fig. II.

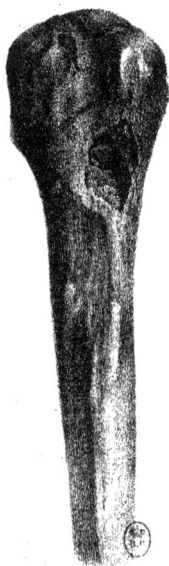

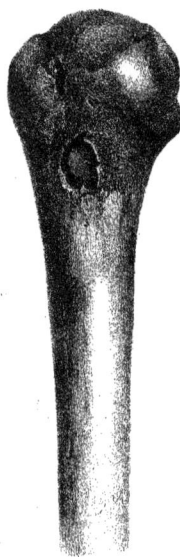

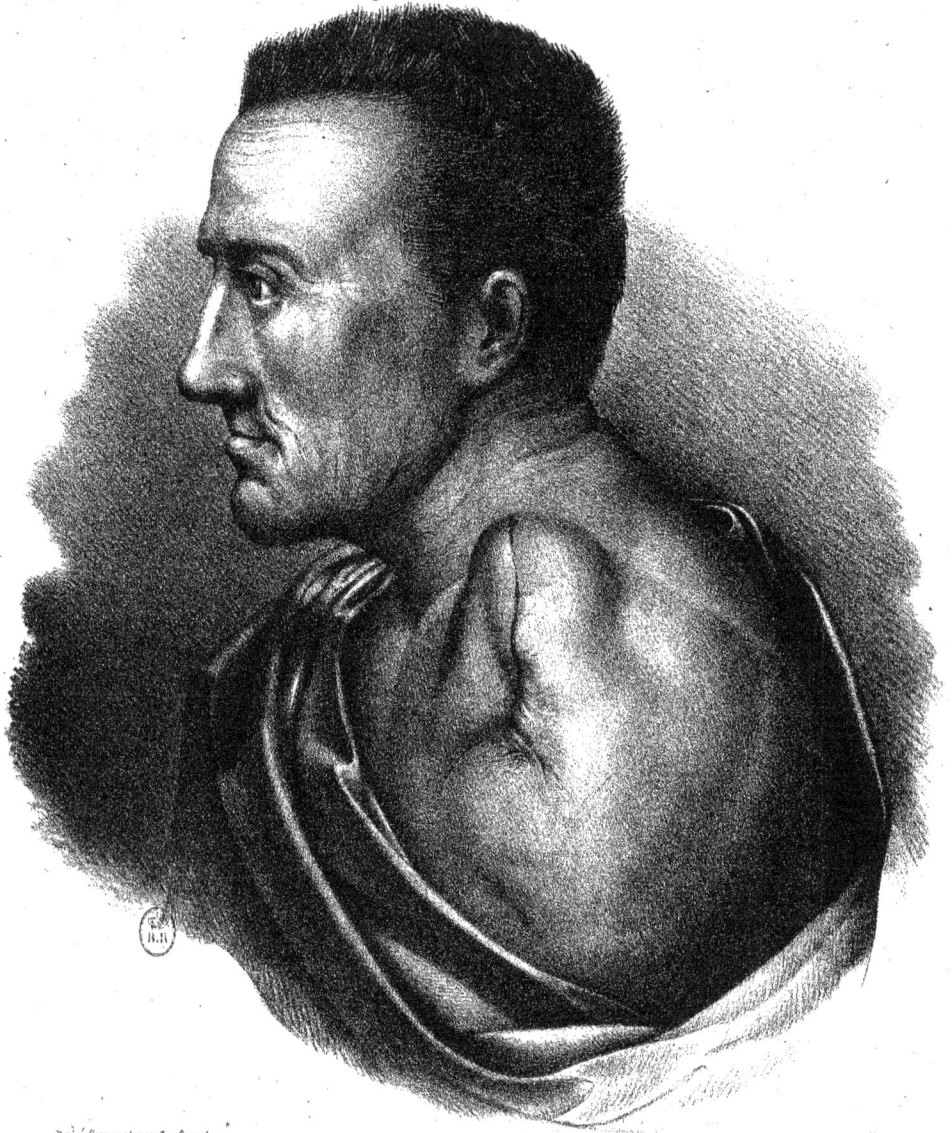

Dessiné d'après nature par Aug. Sevrard.   Lith. de Bérard.

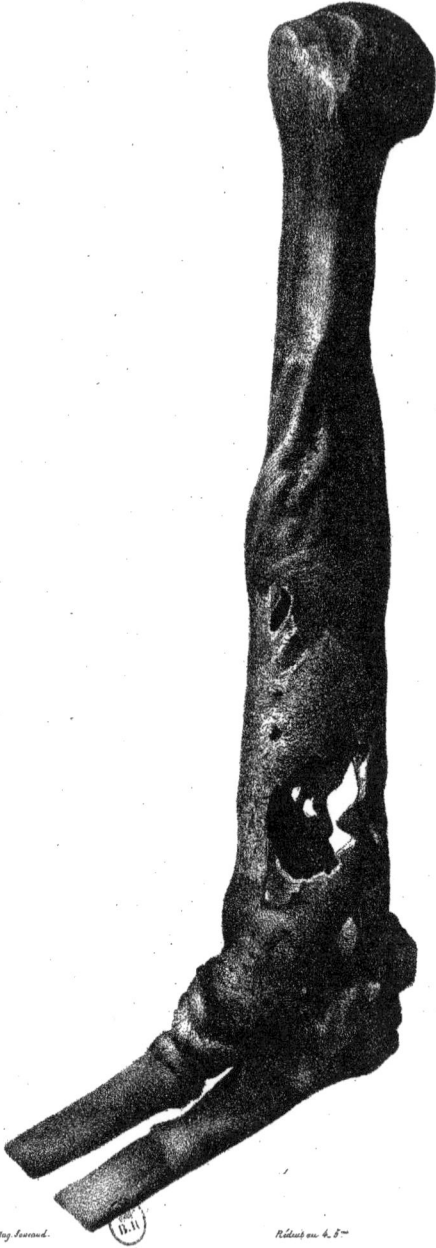

Dessiné d'après nature par Aug. Jeaucaud.

Réduit au 4.5 ème

Lith. de Bénard.

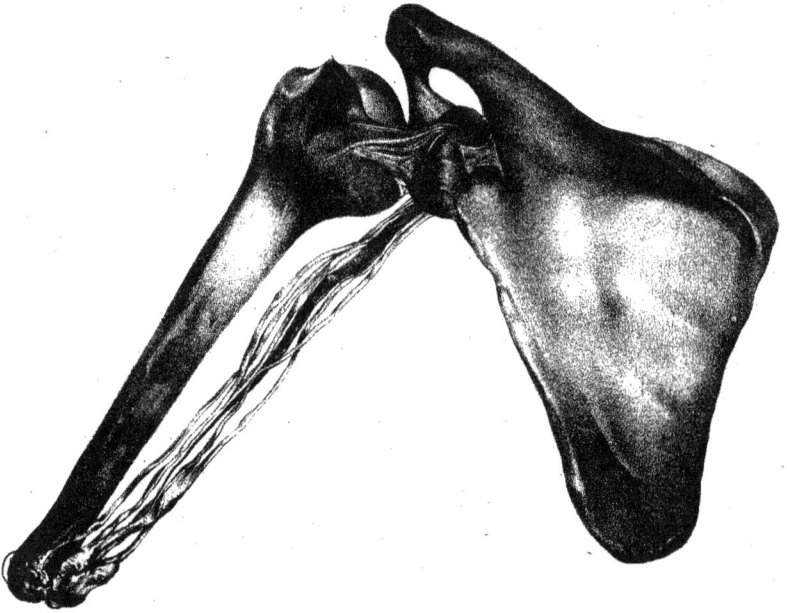

Dessiné d'après nature par Guy. Bouvard.   Lithe. de Bernard.

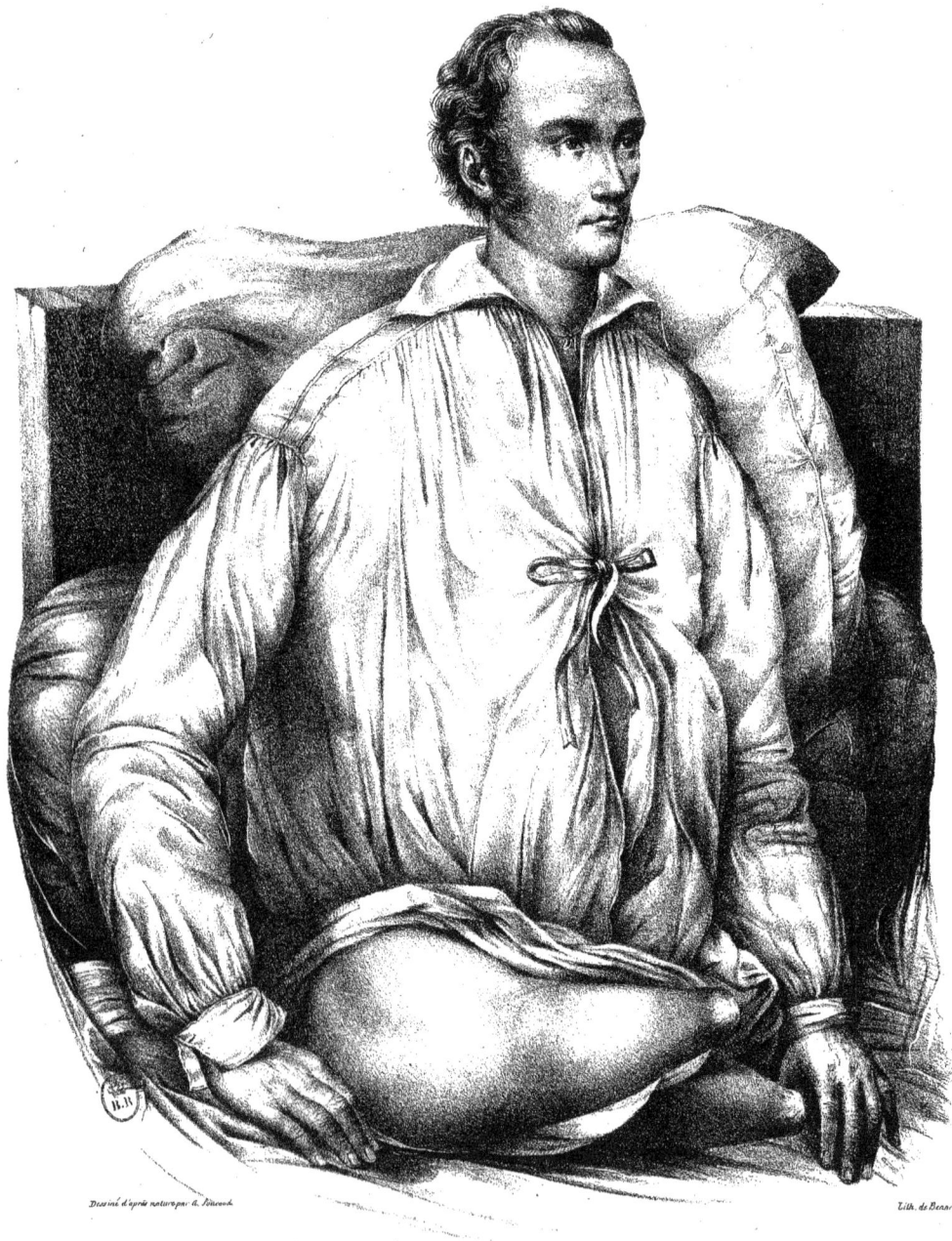

Dessiné d'après nature par A. Séauvoeck.   Lith. de Benard.

fig.II.

fig.1.

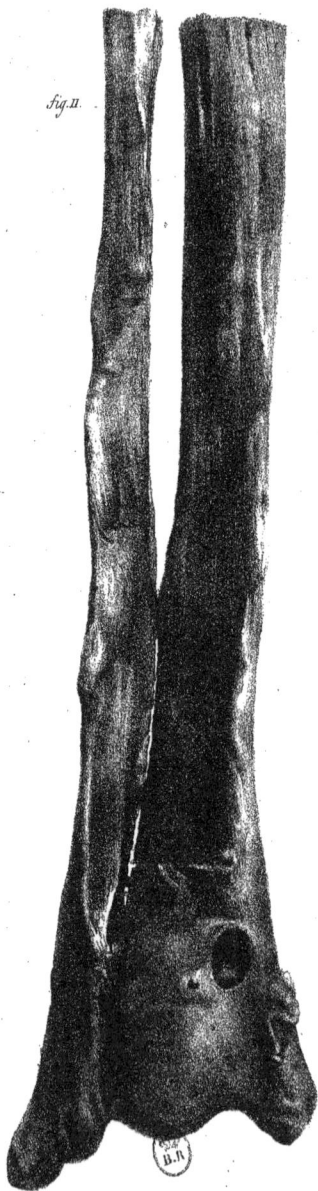

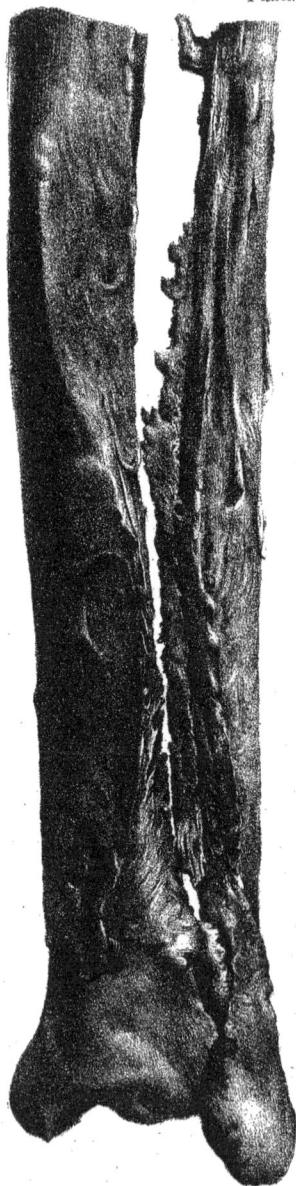

fig. 1.

fig. II.

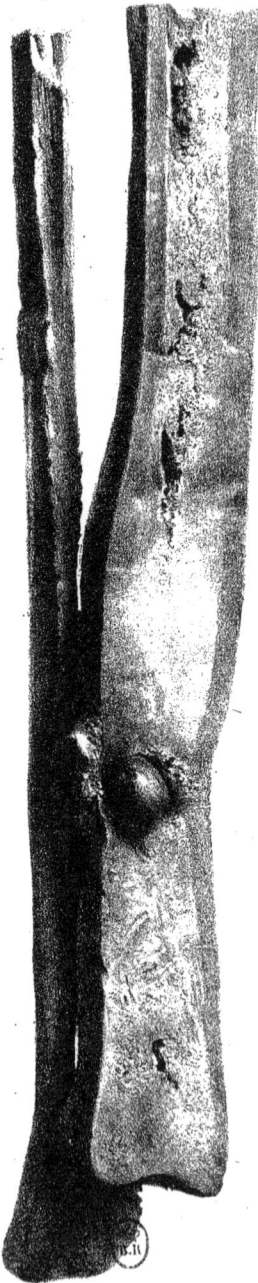

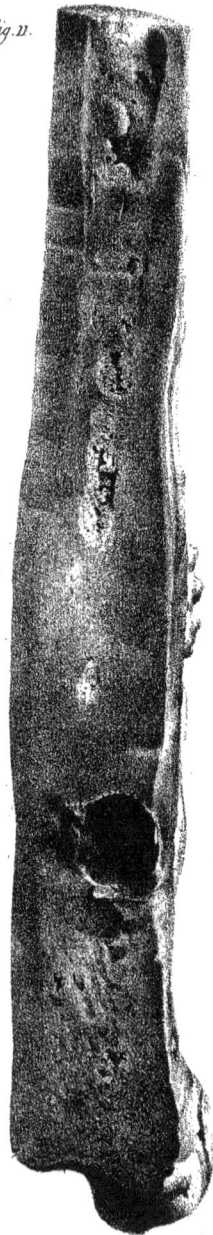

Dessiné d'après nature par the, Swaud.

Lith. de Bénard.

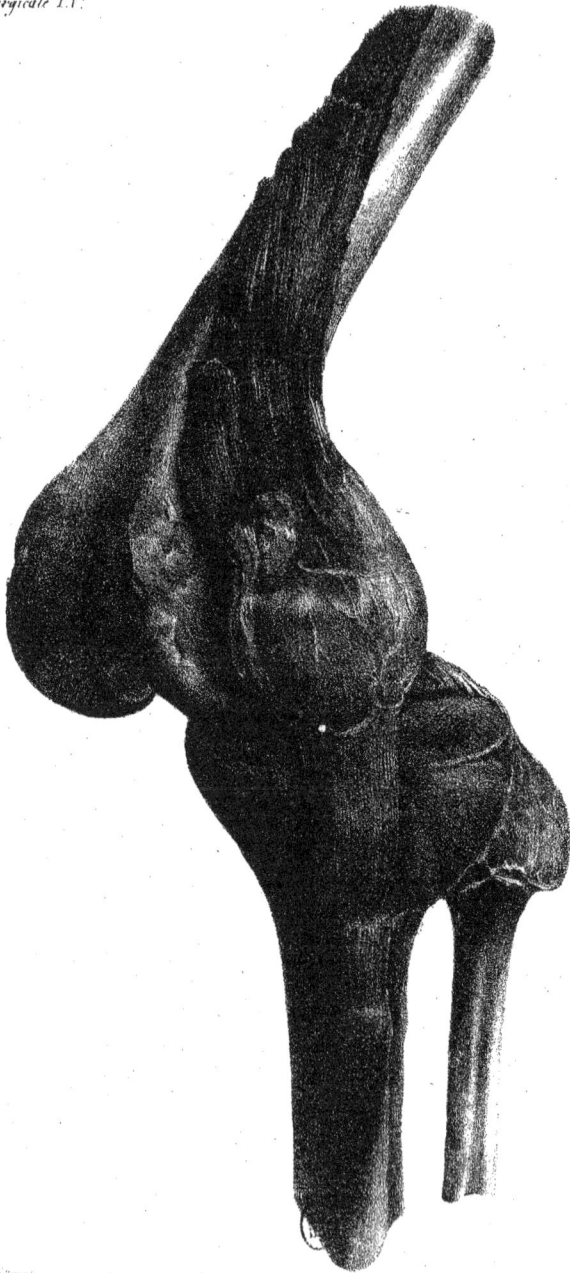

LIBRAIRIE DE J.-B. BAILLIÈRE.

ANATOMIE PATHOLOGIQUE DU CORPS HUMAIN, ou Descriptions avec figures lithographiées et coloriées des diverses altérations morbides dont le corps humain est susceptible, par M. J. CRUVEILHIER, professeur d'anatomie pathologique à la Faculté de Médecine de Paris, médecin de l'Hospice de la Salpêtrière, président de la Société anatomique. Paris, 1830–1836. Ce bel ouvrage est publié en 40 livraisons, composées chacune de 6 feuilles de texte grand in-folio raisin vélin, et 6 planches dont quatre coloriées avec grand soin. Prix de la livraison. 11 fr.

23 *Livraisons sont en vente.*

DICTIONNAIRE DE MÉDECINE ET DE CHIRURGIE PRATIQUES, par MM. *Andral, Bégin, Blandin, Bouillaud, Bouvier, Cruveilhier, Cullerier, Deslandes, A. Devergie, Dupuytren, Foville, Guibourt, Jolly, Lallemand, Londe, Magendie, Martin Solon, Ratier, Roche, Sanson.* Paris, 1830–1836. *Ouvrage complet.* Publié en 15 forts vol. in-8. Prix de chaque. 7 fr.

DICTIONNAIRE UNIVERSEL DE MATIÈRE MÉDICALE ET DE THÉRAPEUTIQUE GÉNÉRALE, contenant l'indication, la description et l'emploi de tous les Médicamens connus dans les diverses parties du globe; par MM. MÉRAT et DELENS, D. M. P. membres de l'Académie royale de médecine. Paris, 1830–1835. *Ouvrage complet.* 6 forts vol. in-8. Prix. 52 fr.

MÉMOIRES DE L'ACADÉMIE ROYALE DE MÉDECINE. T. Ier., Paris, 1828. — T. II, *Paris,* 1832. — T. III, *Paris,* 1833. — Tome IV, 1835. T. V, 1836. 5 forts vol. in-4, avec planches. Prix de chaque volume. 20 fr.

Cette nouvelle Collection peut être considérée comme la suite et le complément des *Mémoires de la Société royale de médecine et de l'Académie royale de chirurgie.* Ces deux sociétés célèbres sont représentées dans la nouvelle Académie par ce que la science compte d'hommes distingués. Par cette publication, l'Académie vient de répondre à l'attente de tous les médecins jaloux de suivre les progrès de la science.

Le 1er volume se compose des articles suivans : Ordonnances et Réglemens de l'Académie, *Mémoires de MM. Pariset, Double, Itard, Esquirol, Villermé, Leveillé, Larrey, Dupuytren, Dugès, Vauquelin, Laugier, Virey, Chomel, Orfila, Boulay, Lemaire.*

Le tome II contient des Mémoires de *MM. Pariset, Breschet, Lisfranc, Ricord, Itard, Husson, Duval, Duchesne, P. Dubois, Dubois (d'Amiens), Mélier, Herves de Chégoin, Priou, Toulmouche.*

Le tome III contient des Mémoires de *MM. Breschet, Pariset, Marc, Velpeau, Planche, Pravaz, Chevalier, Lisfranc, Bonaste, Cullerier, Soubeiran; Paul Dubois, Réveillé Parise, Roux, Chomel, Dugès, Dizé, Henry, Villeneuve, Dupuy, Fodéré, Olivier, André, Goyrand, Sanson, Fleury.*

Le tome IV contient des Mémoires de *MM. Pariset, Bourgeois, Hamon, Girard, Mirault, Lauth, Reynaud, Salmade, Roux, Lepelletier, Pravaz, Ségalas, Civiale, Boulay, Bourdois Delamotte, Ravin, Sibry, Larrey, P. Dubois, Kœmpfen, Blanchard.*

Le tome V contient des Mémoires de *MM. Pariset, Gérardin, Goyrand, Pinel, Kérandren, Macartney, Amussat, Stoltz, Martin Solon, Malgaigne, Henry, Boutron-Charlard, Leroy d'Étioles, Breschet, etc.*

TRAITÉ PRATIQUE DES MALADIES DE L'UTÉRUS ET DE SES ANNEXES, appuyé sur un grand nombre d'observations cliniques; par madame BOIVIN, docteur en médecine, sage-femme, surveillante en chef de la maison royale de Santé; et A. DUGÈS, professeur à la Faculté de médecine de Montpellier. *Paris,* 1833, 2 vol. in-8. 14 fr.

— Atlas de 41 planches in-fol., gravées et coloriées, *représentant les principales altérations morbides des organes génitaux de la femme.* Paris, 1833, in-fol., avec explication. 60 fr.

— L'ouvrage complet pris ensemble, 2 vol. in-8., atlas in-fol. 70 fr.

JURISPRUDENCE DE LA MÉDECINE, DE LA CHIRURGIE ET DE LA PHARMACIE EN FRANCE, comprenant la médecine légale, la police médicale, la responsabilité des médecins, chirurgiens, pharmaciens, etc., l'exposé et la discussion des lois, ordonnances, réglemens et instructions concernant l'art de guérir, appuyée des jugemens des cours et tribunaux; par A. TRÉBUCHET, avocat, chef du bureau de la police médicale à la Préfecture de police. Paris, 1834, un fort vol. in-8. 9 fr.

COURS DE PATHOLOGIE ET DE THÉRAPEUTIQUE GÉNÉRALES, professé à la Faculté de médecine de Paris, par F.-J.-V. BROUSSAIS, professeur à la Faculté de médecine de Paris, médecin en chef de l'hôpital militaire du Val-de-Grâce, etc. Ire et IIe années, 1832 et 1833. — *Ouvrage complet,* composé de 129 leçons. Deuxième édition. *Paris,* 1835, 5 forts volumes in-8. 40 fr.

TRAITÉ DE PHYSIOLOGIE appliquée à la Pathologie, par F.-J.-V. BROUSSAIS, deuxième édition. *Paris,* 1834, 2 vol. in-8. 13 fr.

EXAMEN DES DOCTRINES MÉDICALES ET DES SYSTÈMES DE NOSOLOGIE, précédé de propositions renfermant la substance de la médecine physiologique, par F.-J.-V. BROUSSAIS. Troisième édition. *Paris,* 1829–1834, 4 forts volumes in-8. 28 fr.

TRAITÉ CLINIQUE DES MALADIES DU CŒUR, précédé de recherches nouvelles sur l'anatomie et la physiologie de cet organe, par J. BOUILLAUD, professeur de clinique médicale à la Faculté de Médecine de Paris, médecin de l'hôpital de la Charité. *Paris,* 1835, 2 forts vol. in-8, avec planches gravées. 15 fr.

NOUVELLES RECHERCHES SUR LE RHUMATISME articulaire aigu en général, et spécialement sur la loi de coïncidence de la péricardite et de l'endocardite avec cette maladie, ainsi que sur la formule des émissions sanguines coup sur coup dans son traitement, par J. BOUILLAUD. *Paris,* 1836, in-8. 3 fr.

TRAITÉ THÉORIQUE ET PRATIQUE DES MALADIES DE LA PEAU; par P. RAYER, médecin de l'hôpital de la Charité; *deuxième édition entièrement refondue. Paris,* 1835, 3 forts vol. in-8, accompagnés d'un bel atlas de 26 planches grand in-4, gravées et coloriées avec le plus grand soin, et représentant, en 400 figures, les différentes maladies de la peau et leurs variétés. Prix du texte seul, 3 vol. in-8. 23 fr.

— Prix de l'atlas seul, avec explication raisonnée, grand in-4, cartonné. 70 fr.

— Prix de l'ouvrage complet, 3 vol. in-8, et atlas in-4, cartonné. 88 fr.

RAPPORTS ET DISCUSSIONS A L'ACADÉMIE ROYALE DE MÉDECINE SUR LA TAILLE ET LA LITHOTRITIE, suivis de lettres sur le même sujet, par MM. *Delmas, Souberbielle, Rochoux, Civiale, Velpeau.* Paris, 1835, in-8. 3 fr. 50 c.

OEUVRES CHIRURGICALES, ou EXPOSÉ DE LA DOCTRINE ET DE LA PRATIQUE DE P.-J. DESAULT, chirurgien en chef de l'Hôtel-Dieu de Paris, par XAV. BICHAT; troisième édition. *Paris,* 1830, 3 vol. in-8, avec 15 planches. 18 fr.

TRAITÉ HISTORIQUE ET DOGMATIQUE DE LA TAILLE, par F.-J. DESCHAMPS, chirurgien en chef de l'hôpital de la Charité, membre de l'Institut, etc.; avec un supplément dans lequel l'histoire de la Taille est continuée depuis la fin du siècle dernier jusqu'à ce jour; par L.-J. BÉGIN, chirurgien en chef de l'hôpital militaire d'instruction de Strasbourg. *Paris,* 1826, 4 vol. in-8, fig. 20 fr.

— On vend séparément le Supplément, par M. Bégin, in-8. 3 fr.

TRAITÉ PRATIQUE DES MALADIES VÉNÉRIENNES, ou Exposé des diverses Méthodes de traitement employées contre ces maladies, et spécialement de celui suivi à l'hôpital militaire d'instruction du Val-de-Grâce *suivi d'un formulaire pratique*; par H.-M.-J. DESRUELLES, chirurgien-major à l'hôpital du Val-de-Grâce, chargé du service des Vénériens. *Paris,* 1836, in-8.

TRAITÉ PRATIQUE SUR LES MALADIES DES YEUX, ou Leçons données à l'infirmerie ophthalmique de Londres sur l'anatomie, la physiologie et la pathologie de l'œil; par LAWRENCE, chirurgien en chef de cet hôpital, membre du collège royal des chirurgiens de Londres, traduit de l'anglais avec des notes, et suivi d'un PRÉCIS DE L'ANATOMIE PATHOLOGIQUE DE L'ŒIL; par C. BILLARD, docteur en médecine de la Faculté de Paris. *Paris,* 1830, in-8. 7 fr.

TRAITÉ MÉDICO-CHIRURGICAL DE L'INFLAMMATION, par J. THOMSON, professeur de chirurgie à l'université d'Edimbourg, traduit de l'anglais sur la dernière édition et augmenté d'un grand nombre de notes, par A.-J.-L. JOURDAN et F.-G. BOISSEAU. *Paris,* 1827, 1 fort vol. in-8. 9 fr.